産科医必携

妊娠中に使える
漢方エキス剤

重軒 正宏 著

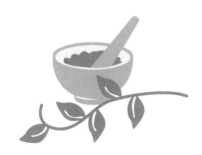

たにぐち書店

はじめに

　妊娠中から分娩後において現れる種々の症状や訴えに漢方剤が利用出来ることはいうまでもありません。今回、妊娠と直接関係があると思われる症状と、妊娠に直接関係なく併発した症状に区別してまとめてみました。出来るだけ西洋医学的病名に近づけて記載してありますが、病名治療的な使用はするべきではありません。この本は、漢方エキス剤でのまとめであり、生薬より効き目が落ちるのは仕方がありませんが、エキス剤といえども、効果は比較的速やかに出て来るものが多く、従って服用後症状の変化が現れない時は、何日もダラダラと使用するべきではありません。妊娠中でもあり、治療上の有益性が危険性を上回ると判断される時に使用するようにすることです。漢方剤は三・四日も飲めばその反応は現れます。つまりいいか悪いかがハッキリ出てきます。従って最初から沢山出さないことです（小生は初回は７日分以上は出しません）。患者さんが美味しいとか飲みやすいと言ったら先ず使えますが、それでも用心することです。また、基本は悪阻のような時以外は温服です。湯飲みなどにエキス剤を入れて溶かし水を入れて微温湯にして飲みます。オブラートなどに包まないこ

とです。口に入って体が反応する訳で、合わないものもここで解るわけです。患者さんが嫌がれば無理に勧めないことで、何がダメだったかを聞けば良いヒントになります。

　この本を利用される方は、この本が非常に簡潔にまとめてあるので、後方に記載している本を読んでいただくのは勿論、漢方剤についても再検討をしてほしいです。それに使用上最も大切なことは、東洋医学の勉強もしないで安易な気持ちで使うことは止めてほしいです。対処療法と称しての漢方剤の使用はいけないと思います。また、ここに記載している病名などで保険採用されている訳でもないので注意がいります。

　妊婦さんや東洋医学に携わっている産科医に、この本がお役に立てば喜ばしいことです。

目　次

はじめに ……………………………………………… 3

第一項
妊娠と直接関係が
　あると思われる症状 ………………… 13

1．妊娠初期・中期の腹痛 ……………………… 13

　　当帰芍薬散 … 14　　芍薬甘草湯 … 15

　　桂枝加芍薬湯 … 16　　補中益気湯 … 16

2．性器出血 …………………………………… 17

　A．妊娠初期・中期までの性器出血 ………… 17

　　芎帰膠艾湯 … 17　　黄連解毒湯 … 18

　　三黄瀉心湯 … 19

　B．分娩後の性器出血 ……………………… 19

　　補中益気湯 … 20　　四逆湯 … 21

3．妊娠悪阻 ………………………………………… 22

五苓散 … 22 小半夏加茯苓湯 … 23
半夏厚朴湯 … 24 呉茱萸湯 … 25
茯苓飲合半夏厚朴湯 … 25
人参湯 … 26

4．貧血様症状 ……………………………………… 26

苓桂朮甘湯 … 27 当帰芍薬散 … 27
加味帰脾湯 … 28 十全大補湯 … 29

5．妊娠中の浮腫 …………………………………… 29

当帰芍薬散 … 30 五苓散 … 30
防已黄耆湯 … 31 真武湯 … 32

6．妊娠中の高血圧・蛋白尿 ……………………… 32

紫蘇和気飲 … 33 黄連解毒湯 … 34
三黄瀉心湯 … 34 釣藤散 … 35

7．切迫流産・早産 ………………………………… 35

当帰芍薬散 … 36 芎帰膠艾湯 … 37
補中益気湯 … 37 芍薬甘草湯 … 38
紫蘇和気飲 … 38

8．頸管熟化不全 ………………………………………… 39

　　五積散 … 39　　　　　当帰芍薬散 … 40

9．微弱陣痛・子宮復古不全 ……………………… 41

　　当帰芍薬散 … 41　　　補中益気湯 … 42
　　桂枝茯苓丸 … 42　　　芎帰調血飲 … 43

10．帝切後の頭痛 …………………………………… 44

　　五苓散 … 44　　　　　釣藤散 … 45

11．手術後のケロイド予防 ………………………… 45

　　桂枝茯苓丸 … 46　　　通導散 … 46

12．悪露の異常 ……………………………………… 47

　　桂枝茯苓丸 … 48　　　桃核承気湯 … 48
　　芎帰調血飲 … 49

13．産褥熱 …………………………………………… 49

　　小柴胡湯合四物湯 … 50

14．産褥の乳腺炎 …………………………………… 50

　　葛根湯 … 51

小柴胡湯加桔梗石膏合葛根湯 … 51

十味敗毒湯合排膿散及湯 … 52

大黄牡丹皮湯合排膿散及湯 … 53

十全大補湯合排膿散及湯 … 53

15. 産褥の精神障害 ……………………………… 54

帰脾湯 … 55　　　　加味帰脾湯 … 56

芎帰調血飲 … 56　　加味逍遥散 … 57

女神散 … 58　　　　抑肝散 … 58

抑肝散加陳皮半夏 … 59

桂枝加龍骨牡蠣湯 … 60

柴胡加竜骨牡蠣湯 … 60

三物黄芩湯 … 61　　四逆散 … 62

黄連解毒湯 … 62　　三黄瀉心湯 … 63

桃核承気湯 … 64

16. 乳幼児の鼻閉 ……………………………… 64

麻黄湯 … 65

妊娠中に併発して見られる症候 …… 67

1．安胎 …… 67

　紫蘇和気飲 … 68　　当帰芍薬散 … 68

2．妊娠中の感冒 …… 69

　参蘇飲 … 70　　　　桂枝湯 … 71
　桂枝加葛根湯 … 71　葛根湯 … 72
　小青龍湯 … 72　　　麻黄附子細辛湯 … 73
　桂麻各半湯 … 74　　葛根湯加桔梗石膏 … 74
　麻黄湯 … 75

3．妊娠後期の咳 …… 76

　麦門冬湯 … 76

4．妊娠中の急性腸炎 …… 77

　胃苓湯 … 78　　　　桂枝加芍薬湯 … 79
　人参湯 … 79　　　　真武湯 … 80
　葛根湯 … 80

5．妊娠中の便秘 …… 81

麻子仁丸 … 82　　　潤腸湯 … 82

大黄甘草湯 … 83　　補中益気湯 … 83

6．妊娠中の痔疾患 …………………………………………… 84

乙字湯 … 84　　　　補中益気湯 … 85

桂枝茯苓丸 … 86　　麻杏甘石湯 … 86

芍薬甘草湯 … 87　　当帰建中湯 … 87

7．妊娠中の排尿障害 ………………………………………… 88

清心蓮子飲 … 88　　五淋散 … 89

猪苓湯 … 90

8．妊娠中の尿路結石症 ……………………………………… 90

猪苓湯合芍薬甘草湯 … 91

大建中湯 … 91　　　五苓散合大建中湯 … 92

9．妊娠中の頭痛 …………………………………………… 92

川芎茶調散 … 93　　葛根湯 … 93

呉茱萸湯 … 94　　　釣藤散 … 94

桂枝湯 … 95

10．妊娠中の歯痛 …………………………………………… 95

立効散 … 96

11. 妊娠中のこむら返り ……………………………… 96

芍薬甘草湯 … 97　　防已黄耆湯 … 97

12. 妊娠中及び分娩後の子宮下垂・子宮脱 …… 98

補中益気湯 … 98

あとがき ……………………………………………… 101

第一項

妊娠と直接関係が あると思われる症状

　この項には、妊娠に関連して発生しやすい症状を中心に
まとめてみました。出来るだけ妊娠初期から分娩後に向
かってまとめているつもりです。妊娠中の脈候は妊娠8週
を過ぎれば確実に数（さく）に感じます（それ以前でも数
はあります）。また、妊婦はハッキリした証がなければ、
一般に虚証として扱うこととされています。妊婦の腹診は、
週数が進むにつれてしづらくなります（無理にしなくても
良いと思います）。脈診が中心です。

1．妊娠初期・中期の腹痛

　現在は、超音波検査（特に経膣の）があり、子宮外妊娠
と流産に関するものは鑑別しやすくはなってはいますが
注意は必要です。ここでは切迫流産に関するものが中心と
なります。流産に直接つながるものは、いずれの方剤も効

果は認められません。つまり、胎嚢（gestational sac: GS）
が崩れたようなものには効果はありません。逆に、ＧＳと
卵黄嚢（yolk sac: YS）や胎児心拍の確認できたものには
有効例が多いです。

当帰芍薬散

　妊娠中（非妊時でも）の、わけの分からない腹痛に対し
て用いられる方剤です。血虚と水滞が認められるような人
に用いられます。つまり、虚証傾向の人で湿証と冷えがあ
るようなものに向いています。妊娠中は全体として、水気
が多めになる傾向があり（浮腫・水血症・帯下等）、元々
四肢の冷えがある人が、肩こり・易疲労・めまい等を訴え
ていれば猶更効果的です。

　腹痛以外には、安胎や習慣性流産の予防に使用されるこ
とが多いです。胃腸が弱い人には、香蘇散の合方の方が飲
みやすいです。しかし、それでも飲めない人はいます。朮
は白朮と蒼朮の両方を置いておけるのが理想ではありま
す。つまり、相性で白朮の飲める人、または蒼朮の飲める
人があります（朮の入った方剤はすべて同じ、防已黄耆湯
なども）。孕婦の腹痛を、胞阻と名付けています。

（脈候）　沈・数・弱
（構成）　当帰、川芎、芍薬、白朮、茯苓、澤瀉
（出典）　金匱要略

芍薬甘草湯

　妊娠初期から中期の腹痛に効果があることもありますが、どちらかといえば妊娠中期以降の方がより効果的です。陣痛様の子宮収縮（痙攣性疼痛）の見られるものにも有効例が多い。子宮収縮が軽減しないものへの継続は意味がありません。モニターで観察中に、子宮収縮の波が消失することはしばしばあります（有効なものは、中期以降には特に多く見られます）。また、下肢の腓返りにも用いられることが多いです。基本的には虚証で燥証の人に向いているとされますが、証には関係なく使用できることも多く見られます。冷えの強い人には、附子を加えると良いでしょう。服用後、浮腫を感じたり、むくむものは中止をすることです。浮腫には、五苓散の服用が有効です。（芍薬甘草湯の切迫流産・早産の保険適応はありません）

（脈候）　緊・数
（構成）　芍薬、甘草

（出典）　傷寒論

桂枝加芍薬湯

　基本的には、消化管筋肉の痙攣性疼痛を目的に使用するものですが、腹痛に効果のあるものも多く見られます。腹痛がより強ければ、当帰芍薬散と合方すると良いでしょう。本来は、腹痛と裏急後重（しぶり腹）を目的としていて、お腹が冷えて強く痛むものに有効例が多く見られます。桂枝湯中の芍薬が倍になったものであり、寒証の人に向いています。（これも切迫流産・早産での適応はありません）

　（脈候）　沈・数・緊
　（構成）　桂枝、芍薬、甘草、生姜、大棗
　（出典）　傷寒論

補中益気湯

　元々、気虚の人が、易疲労・元気がないという訴えと下腹部の張りや下垂感（つまり筋力がない感じ）を訴えるものに用いられます。中気不足で血の運行が無力になって起

こると考えられています。冷えのある虚証傾向の人に向いています。

　元気がない・顔色が白い・食欲不振・易疲労・息切れ・腰の怠さなどの気虚の症候のあるものに用いる方剤です。（これも切迫流産・早産の保険適応はありません）

　　（脈候）　沈・数・弱
　　（構成）　黄耆、人参、白朮、甘草、当帰、陳皮、柴胡、
　　　　　　　升麻、大棗、生姜
　　（出典）　脾胃論

２．性器出血

　これも腹痛同様に、流産に繋がるものには全て効果は認められないので注意がいります。孕婦の出血は、妊娠下血、胞漏血、胎漏などと記載されています。出血の色が鮮血か暗赤色かなども参考にすることです。

　Ａ．妊娠初期・中期までの性器出血

芎帰膠艾湯

この方剤は、『金匱要略』中に、出血のある切迫流産、性器出血、流・早産後の出血の三つの出血の状態に使用するように記載されています。その中でも出血のある切迫流産に最も効果を現わすように感じます。特に妊娠初期及び中期で、腹痛の訴えが殆どなく暗赤色の出血が続くものに有効例が多く見られます。この方剤も、冷えのある人で虚証傾向のあるものに向いています。つまり、実証にはあまり向いていないということです。

　西洋医学的病名では、絨毛膜下血腫のようなものです。この薬の保険適用は痔出血です。

　（脈候）　沈・細・数
　（構成）　地黄、当帰、川芎、芍薬、阿膠、艾葉、甘草
　（出典）　金匱要略

黄連解毒湯

　この方剤を使用する時の出血は、芎帰膠艾湯のものとは異なり、どちらかといえば鮮血があるものに向いています。芎帰膠艾湯と合方することもあります。

　のぼせ・少し赤ら顔（身体上部の充血）のある人や項背強の訴えのある人に有効的です。血圧が高い傾向の人が良

く、熱証でのぼせ気味の人に向いています。

　（脈候）　沈・数・緊
　（構成）　黄連、黄芩、黄柏、山梔子
　（出典）　外台秘要

三黄瀉心湯

　この方剤の使用目標は止血・抗炎症・鎮静効果の三つがあり、この内の止血を目標に用いることになります（吐血・喀血・衄血・痔出血など）。これも身体上部が充血しているものに対する方剤であります。

　のぼせ気味で、新鮮な出血傾向があり、便秘傾向のある人に用いられます。黄連解毒湯の証に似ているが便秘を訴える人が多く、実証向きです。

　（脈候）　沈・数・緊
　（構成）　黄連、黄芩、大黄
　（出典）　金匱要略

　B．分娩後の性器出血
ここで大切なことは、原因が何であれ用心しなければい

けないのが弛緩出血の発生です。子宮筋の収縮不全を起こ
さないように気を付けることです。妊娠中の食事の管理と
体を動かすことが大切です（食べ過ぎない）。裂傷などに
よるものは、それに対しての処置を行うべきです。

補中益気湯 （前述）

　この方剤は、弛緩出血に使用するより、弛緩出血の発生
が考えられるような症例に用いるのが良いです。つまり、
前の分娩時に多量の出血があったり、今回の妊娠で子宮筋
の伸展があるもの（巨大児・羊水過多症・多胎妊娠など）に、
妊娠 36 週頃から服用してもらうのが良いです（もっと早く
からでも良いです）。また、微弱陣痛の起きそうな時にも有
効です。気虚の人は、筋肉の収縮が悪かったり、力がない
ということが多く、従って微弱陣痛を起こしやすくなりま
す。それに引き続き弛緩出血も発生しやすくなります。要
点は、アトニーのような感じを受けたら使用することです。
　基本的には、筋肉の緊張が弱っているようなものに良い
です。つまり肉体的・精神的疲労があり、倦怠・無力感・
手足の怠さ・くたびれたという訴えの多い時です（分娩が
長くなり疲れ切ったような状態）。虚証向きです。

（脈候）　沈・数・弱
（構成）　黄耆、人参、白朮、甘草、当帰、陳皮、柴胡、
　　　　　升麻、大棗、生姜
（出典）　脾胃論

四逆湯　エキス剤にないが対応は出来る

　分娩後の多量出血（弛緩出血・頸管裂傷・会陰裂傷な
ど）で、プレショック状態のようなものに用いるが、血管
確保・補液または輸血や止血処置等の西洋医学的処置は必
要です。
　顔面蒼白・四肢厥冷・新陳代謝の低下・意識朦朧のよう
な状態に用います。服用後速やかに顔色や四肢厥冷の改善
が見られます。四逆湯または通脈四逆湯として対応するこ
とになります。虚証向きです。
　エキス剤では、真武湯＋人参湯＋加工附子末を使用し
ます（四逆加人参湯証に近くなります）。
　四逆加人参湯は、四逆湯の証で、出血したり、貧血の激
しいものに用います。小生は常に分娩室にこの３方剤は置
いています（補中益気湯も置いています）。

　（脈候）　沈・細・弱・または触れない

21

（構成）　乾姜・甘草・附子
　　　　（通脈四逆湯は乾姜の量が倍になる）
　　　　（加工附子末は三和の薬品1包（0.5g）を使
　　　　用しています）
（出典）　傷寒論

3．妊娠悪阻

　妊娠悪阻は妊娠5週前後から妊娠13週近く迄の間に見られ、頑固な嘔吐や嘔気、食事の摂取が出来ない等の症状が主で、生理的といわれる軽度なものから、脱水症状・栄養障害を伴うような重症なもの迄があります。その境界は不明瞭で、精神的な要素（不安・ヒステリー・甘えん坊等）も含んでいます。また、嗜好物の変化・臭いに敏感になる・頭痛・眩暈・倦怠などを伴うことも多く見られます。治療の目標は、悪心・嘔吐・食欲不振の改善と精神的安定です。重症になると、漢方エキス剤のみでの治療効果は、なかなか困難なことが多いです。

　また、生薬であれエキス剤であれ漢方剤の服用の基本は冷服で用います（お湯で溶かした後に冷まして飲みます）。軽症なものに有効例は多く見られます。

第一項　妊娠と直接関係があると思われる症状

五苓散

　口渇・嘔吐・尿量の減少などの症状が著しく、脱水症状のあるものに用います。この嘔吐は、水分を飲んだりした後に暫くして、火山の噴火のようにガバッと出るようなものです。嘔吐の酷い時には、葛や片栗に混ぜて口に入れると良いでしょう。漢方的には、この方剤は湿熱証に向いているとされています（口渇・尿不利のあるもの）。

　四苓湯（オースギにあり）でも可能です（桂枝が入っていません）。

　（脈候）　浮・数
　（構成）　猪苓、茯苓、朮、澤瀉、桂枝
　（出典）　傷寒論

小半夏加茯苓湯

　中枢性及び末梢性の嘔吐に対して用いられますが、軽症でもあまり有効例が多くありません。

　半夏は中枢性・末梢性の制吐作用、生姜は末梢性の制吐作用があるとされています。基本的には、胃内停水があり

23

嘔気・嘔吐があるようなものに向いています。

　（脈候）　沈・数
　（構成）　半夏、生姜、茯苓
　（出典）　金匱要略

半夏厚朴湯

　これは、小半夏加茯苓湯に厚朴と紫蘇葉が加わったものと考えられます。厚朴は消化管の平滑筋の痙攣を緩める作用（噴門・食道・胃腸）があり、紫蘇葉は健胃、精神安定・鎮静の作用があるとされています。漢方的には、湿寒で虚証の見られる人（胃アトニー傾向）に向いています。
　縦隔（喉・食道・心下部）の痞えを感じるものの、悪心・嘔吐・食欲不振に用います。半夏厚朴湯の方が、小半夏加茯苓湯より効果があることが多いです。

　（脈候）　沈・数・弦～緊
　（構成）　半夏、生姜、茯苓、厚朴、紫蘇葉
　（出典）　金匱要略

24

呉茱萸湯

　これは虚証の人で胃の冷えがあり、悪心・嘔吐と頭痛・項背強などを訴えるものに用います。

　人参は、心下痞に対して用いられています。漢方的には、冷えのある人で湿証で虚証の傾向の強い人に向いています。また足が冷たいといえば有効例が多いです。

　（脈候）　沈・数？・緊
　（構成）　呉茱萸、人参、生姜、大棗
　（出典）　傷寒論

茯苓飲合半夏厚朴湯

　逆流性食道炎のような症状に、精神的ストレスによる嘔吐の加わったようなものに用います。漢方的には、胃部に湿を持つ茯苓飲証がある人が、咽の痞え等の神経不安を伴っているものに用います。有効例が多い。

　（脈候）　沈・数・弱
　（構成）　茯苓、白朮、枳実、陳皮、人参、生姜、厚朴、

半夏、蘇葉

（出典）　本朝経験方

人参湯

　お腹が冷えて起こる腹痛、下痢、悪心、嘔吐などの症状のあるものに用います。小便は自利です（よく出る）。よく口中に唾液が溜まっているものに有効例が多い。冷えのある人で虚証傾向のものに向いています。

（脈候）　沈・数・弱
（構成）　人参、乾姜、白朮、甘草
（出典）　傷寒論

4．貧血様症状

　漢方剤でも効果の出るものもありますが、本当の鉄欠乏性貧血に対しては西洋薬を用いる方が良いことが多いです。貧血症の時に見られるような、立ち眩み・めまい・動悸・耳鳴り・易疲労・血色不良・元気が出ない等の訴えや症状に対して、漢方剤は効果を発することが多いようです。血

26

虚というのは、本当の貧血ではなく、血の巡りが悪いとか、各々の場所での血が不足したといったようなものをいっているからです。

苓桂朮甘湯

　立ち眩み・めまい・動悸・耳鳴りなどの症状に用います。漢方的には、冷えがあり虚証で湿証向きといわれています（胃アトニー型で尿不利があるもの）。合方があり、四物湯と合方して連珠飲として用いられます（貧血様症状に）。十全大補湯と合方することもあります。症状や訴えによって考えます。四物湯は、婦人の聖薬ともいわれています。
　四物湯：地黄、当帰、川芎、芍薬

　　（脈候）　沈・数・緊
　　（構成）　茯苓、白朮、桂枝、甘草
　　（出典）　傷寒論

当帰芍薬散 （前述）

　これは、水血症のような人で、めまい・浮腫・四肢末梢

の冷え等の症状があるものに用います。元々は、理由の分からない腹痛に使用されるものです。虚証の人で、湿証と冷えのあるものに向いています。

　（脈候）　沈・数・弱
　（構成）　当帰、川芎、芍薬、白朮、茯苓、澤瀉
　（出典）　金匱要略

加味帰脾湯

　顔色が悪く（薄黒い）、貧血様症状（動悸・易疲労）、出血傾向（下血・衂血）や精神不安・不眠・神経過敏などと胃腸虚弱などの症状があるものに用います。基本的には、元々胃腸虚弱のある所へ精神的ショックが加わったものか、元々精神的ショックのある所へ胃腸障害（食欲不振など）が加わったものに用います。冷えを伴う虚証向きで、それとのぼせやイライラが強いものに用います。

　（脈候）　沈・数・細
　（構成）　黄耆、人参、白朮、茯苓、甘草、木香、生姜、
　　　　　　大棗、当帰、酸棗仁、遠志、竜眼肉、柴胡、
　　　　　　山梔子

（出典）　濟生方

十全大補湯

　漢方でいう気虚・血虚の両虚の症状があるものに用います。つまり、易疲労・元気がない・直ぐ横になりたがる・食欲不振などと、体に潤いがない・皮膚の艶が悪い・食べても太らない等の症状のあるものや、血の巡りが悪い・冷え性などの症状が加わったようなものに用います。これも冷えのある人で、気血両虚のあるものに用いられますが、下痢や食欲不振のある人には注意がいります（悪化することがあるため）。

（脈候）　沈・数・弱
（構成）　人参、白朮、茯苓、甘草、地黄、当帰、川芎、芍薬、黄耆、肉桂
（出典）　和剤局方

5．妊娠中の浮腫

　元々、人の体には60％位の水気があり、妊娠すること

でその水気が増加しやすい状態です。従って、甘い物や食事の摂取また水分補給には十分な注意がいります。昔でいう妊娠中毒症の始まりのような状態です。

当帰芍薬散 (前述)

　血虚と水滞を伴ったようなものに用います。血の巡りが悪く色白でポチャッとした感じの人に。安胎薬ともいわれ、本人が飲みづらいといわない限り、妊娠初期から服用していると、妊娠浮腫や妊娠高血圧症候群（pregnancy induced hypertension : PIH）の予防にもなります。虚証傾向の人で、湿証と冷えのあるようなものに向いています。香蘇散を合方すると服用しやすくなることが多いようです（むしろ、最初から合方した方が良い時もあります）。

　　（脈候）　沈・数・弱
　　（構成）　当帰、川芎、芍薬、白朮、茯苓、澤瀉
　　（出典）　金匱要略

五苓散 (前述)

当帰芍薬散を服用する時より浮腫の程度が強い場合に用います。また当帰芍薬散と合方するとより有効的になることも多く見られます。口渇・尿不利があれば尚有効です。

（脈候）　浮・数・緩
（構成）　白朮、茯苓、猪苓、澤瀉、桂枝
（出典）　傷寒論

防已黄耆湯

水肥り傾向や、上半身の汗・下半身の浮腫、重力が向く方に出来る浮腫などのあるものに用います。漢方的には、湿証（水太り）で汗かきで尿不利があり皮膚に締まりがなく疲れやすく、関節に水の溜まりやすい傾向のものに用います。

しかし、一般的には飲食物の摂取方法の悪い人に起こりやすいので、ジュース・清涼飲料水・アルコール類や甘い物（菓子・パン・砂糖・みりん・蜂蜜など）、果物の過剰摂取を避けるように教えることです。

（脈候）　浮・数
（構成）　防已、黄耆、白朮、生姜、大棗、甘草

（出典）　金匱要略

真武湯

　腎臓で利尿されない為に小便不利があり、浮腫によって四肢沈重・疼痛があるものに用います。つまり、四肢が冷えて尿量が少なく、めまいや嘔吐があり、筋肉痛や神経痛のような痛みがあり、腹痛や下痢のあるような時に用います。温める利水剤です。漢方的には、冷えが強くて新陳代謝の衰えがあり、水様性の慢性下痢があるものに用います。少陰病期の葛根湯ともいわれています。

　（脈候）　沈・弱・数？
　（構成）　茯苓、白朮、附子、生姜、芍薬
　（出典）　傷寒論

６．妊娠中の高血圧・蛋白尿

　昔は妊娠中毒症といって、妊婦に浮腫・蛋白尿・高血圧が一つ以上重なって見られるものを指していました。現在は、PIH（妊娠高血圧症候群）といわれ、妊娠20週以降、

32

分娩後 12 週まで高血圧のあるものや、高血圧に蛋白尿を伴う症候群をいっています。分娩が終了しないと症状はなかなか改善しにくいものです。これも食事の取り方が重要で、昔は栄養不足からが多かったものですが、現在は逆に過食によるものの方が増えています。食事指導は大切であります。漢方剤のみでは難しいことが多く、並行して行うことです。

紫蘇和気飲　エキス剤なし

　当帰芍薬散合香蘇散で代用します。これは、予防的に早期から服用することが大切です。特に以前に、妊娠中に高血圧・浮腫・蛋白尿のあった人は初期から服用してもらうのが良いです。虚証向きで、胃弱・精神不安や冷えのあるものに有効的です。

　　（脈候）　沈・数・緩
　　（構成）　紫蘇葉、当帰、川芎、芍薬、陳皮、大腹皮、
　　　　　　　香附子、生姜、甘草、葱白、大棗
　　　　　　　当帰芍薬散合香蘇散：
　　　　　　　当帰、川芎、芍薬、白朮、茯苓、澤瀉、
　　　　　　　紫蘇葉、香附子、陳皮、生姜、甘草

33

（出典）　済世全書

黄連解毒湯 (前述)

　これは顔面紅潮（頬の赤味）、衄血（はなぢ）、のぼせ、頭痛、結膜充血などの訴えのあるもので、便秘のないものへ用います。脳動脈硬化のような疑いがあれば釣藤散の方が良い。

　（脈候）　沈・数・緊
　（構成）　黄連、黄芩、黄柏、山梔子
　（出典）　外台秘要方

三黄瀉心湯 (前述)

　黄連解毒湯証に似ていて（顔面紅潮・衄血・のぼせ・頭痛・結膜充血など）、便秘のある人に用います。これも脳動脈硬化のような疑いがあるものには用いない方が良い。

　（脈候）　沈・数・緊
　（構成）　黄連、黄芩、大黄

（出典）　金匱要略

釣藤散

　これは元々癇症（癇癪もち）の人で、頭痛・肩こり・め
まい・耳鳴り・不眠・イライラ等の訴えのあるものに用い
る方剤です。漢方でいう、肝厥の頭痛です。頭痛は、朝起
きた時には強いが、動いている間に軽減しているようなも
のといわれています。熱証であり、頭痛・神経症状に対し
て用い、鎮静・鎮痙作用や不眠を目標に用います。動脈硬
化の傾向がある人に用いられます。

　（脈候）　沈・緊〜弦・数
　（構成）　釣藤鈎、陳皮、半夏、茯苓、生姜、甘草、
　　　　　　人参、菊花、防風、麦門冬、石膏
　（出典）　本事方

7．切迫流産・早産

　切迫流産・早産は、胎動といわれます。切迫流産を胎動
不安ともいっています。これらは、前述してある腹痛や性

器出血の項に繋がっています。つまり、両方または片方の症状が重なって出現していることが多いからです。

　基本的には、西洋・東洋だのというのでなく両方を使用することです。特に切迫流産では、前述したように胎児由来の情報が得られないものの加療はあまり意味がありません。以下、妊娠初期・中期の腹痛と重複するものが多いですが記載しておきます。

当帰芍薬散 （前述）

　ハッキリした器質的所見のない（わけの分からない）腹痛には有効です。また、習慣性流産の予防にも効果はあります。しかし、妊娠中期以降の腹痛にはあまり有効的ではありません。やはり血虚と水滞の認められる人に用いると効果的です。

　　（脈候）　沈・数・緩〜緊
　　（構成）　当帰、川芎、芍薬、白朮、茯苓、澤瀉
　　（出典）　金匱要略

第一項　妊娠と直接関係があると思われる症状

芎帰膠艾湯 （前述）

これは、妊娠初期・中期で、性器出血を訴える（暗赤色が多い）ことが主で、腹痛の訴えは少ないことが多いので注意がいります。突然流産が起こることがあるからです。基本は血虚の人に用います。意外に有効的です。

（脈候）　沈・細・数
（構成）　地黄、当帰、川芎、芍薬、阿膠、艾葉、甘草
（出典）　金匱要略

補中益気湯 （前述）

前述したように、気虚の人（中気不足）が、子宮（下腹部）の下垂感や下腹部の張りを訴えるものに用います。少量の性器出血がある時もあります。ヒント、アトニー状態！

（脈候）　沈・数・緩
（構成）　黄耆、人参、白朮、甘草、当帰、陳皮、柴胡、
　　　　　升麻、生姜、大棗
（出典）　脾胃論

37

芍薬甘草湯 （前述）

　この薬は、妊娠中期以降の子宮筋の収縮に対して有効なことが多く見られます。モニター観測中に子宮収縮の波形が消失することも度々観察されます。改善例は、殆どが短期間で効果が出ているので、2・3日服用して何の反応も示さない時は止めるべきです。また、浮腫の出現があれば中止するべきです（中止して五苓散を服用してもらうと良いでしょう）。

　（脈候）　緊・数
　（構成）　芍薬・甘草
　（出典）　傷寒論

紫蘇和気飲 （前述）エキス剤なし

　『衆方規矩』に、「凡そ胎前（妊娠してから分娩前まで）一切の諸病に宜しく加減して用ゆべし」とあり、エキス剤では当帰芍薬散と香蘇散を合方して用いますが、エキス剤では加減が難しいです。安胎薬として用いることが多く、当帰芍薬散証に神経症的な要素が加わった処方になります。

第一項　妊娠と直接関係があると思われる症状

　気虚の強いものには補中益気湯、浮腫のあるものには五苓散、腹痛の訴えがあるものには桂枝加芍薬湯などという具合で合方します。

　（脈候）　沈・数・緩～緊
　（構成）　紫蘇葉、当帰、川芎、芍薬、陳皮、大腹皮、
　　　　　　香附子、生姜、甘草、葱白、大棗
　（出典）　済世全書

8．頸管熟化不全

　児頭骨盤不均衡（Cephalopelvic disproportion：CPD）がなく、胎児の下降不全などが認められ子宮頸管の熟化不全の認められるものに用います。

五積散

　特に初産婦に対しては、予定日が近づいてからではなく、内診所見などから考えて妊娠36週頃から開始するのが良いでしょう。但し、麻黄剤ですので胃腸障害や動悸などが強く出るものには使用できません。このような副作用のな

いものに対して、最近の300例以上の使用経験の中で、頸管の熟化の進行以外に分娩進行の良さを感じています。しかし、全てが上手くゆくわけでもありません。

　漢方的には、湿証がありその上に冷えや気・血・水の巡りが悪い、食の滞りもある状態がある為に痛みを訴えるようなものに用います。つまり、冷えて痛むもの（経絡の中寒）に用います。但し、五積散は頸管熟化不全が保険適応にはありません（自費の世界です）。

　（脈候）　浮沈中間・数・緊（時に弦）
　（構成）　麻黄、桂枝、白芷、当帰、川芎、芍薬、甘草、
　　　　　　茯苓、朮、厚朴、枳殻、陳皮、半夏、桔梗、
　　　　　　乾姜、大棗
　（出典）　和剤局方

当帰芍薬散 <small>（前述）</small>

　これは、前述の如く安胎効果を期待して早期より服用してもらうと良いでしょう。香蘇散と合方するとより良いことが多いです。

　（脈候）　沈～浮沈中間・数・弱

（構成）　当帰、川芎、芍薬、白朮、茯苓、澤瀉
（出典）　金匱要略

9．微弱陣痛・子宮復古不全

　基本的には、子宮を巨大にしないことが第一で、妊娠中の早期から体重増加が認められる人には、早くから食事指導が必要です。現在は、昔と比べて食事の内容が高カロリー・高蛋白となっている為、簡単に太ってしまいます。巨大児をつくらないように注意するべきです。

当帰芍薬散 （前述）

　これは水っぽくて筋力がなさそうな感じのする人に、早期から服用させていると安胎効果が期待でき、程よい大きさの児を産む人が多いように感じます。飲めれば香蘇散と合方すると良いです。

（脈候）　沈～浮沈中間・数・弱
（構成）　当帰、川芎、芍薬、白朮、茯苓、澤瀉
（出典）　金匱要略

補中益気湯 (前述)

　以前に微弱陣痛であったり、弛緩出血の既往がある人には妊娠36週頃から服用してもらうと良いでしょう。また、易疲労・四肢の怠さ・元気が出ない・シャキッと出来ない等の訴えがある人には早くから服用してもらった方が良いでしょう（要はアトニーのような感じがあれば使用した方が良いです）。

　（脈候）　沈・数・緩〜弱
　（構成）　黄耆、人参、白朮、甘草、当帰、陳皮、柴胡、
　　　　　　升麻、大棗、生姜
　（出典）　脾胃論

桂枝茯苓丸 (前述)

　これは、特に破水後（子宮口の開大が進んでいなく）に陣痛が出現しないものに用いることが多いです。2〜3時間おきに服用してもらいます（モニターを装着して）。陣痛発現がない時には、漫然と続けるべきではありません。普段から便秘がなく、瘀血傾向のある人に有効例は多く見

られます。

（脈候）　沈・数・渋
（構成）　桂枝、茯苓、牡丹皮、桃仁、芍薬
（出典）　金匱要略

芎帰調血飲　クラシエにあり

　産後の諸病を治すということで用いられます。気血両虚、胃腸虚弱、悪露が出ない、出血が多いなどや、産後に出た症状（気管支喘息・関節リウマチ・蕁麻疹・頭暈・耳鳴り等）に使用されます。冷えがあり、血虚と気虚がある上に神経症的な要素を持った人の、瘀血を除いたり、気の滞りをよくする目的で用います。

（脈候）　沈・弱
（構成）　当帰、川芎、地黄、白朮、茯苓、陳皮、烏薬、
　　　　　香附子、牡丹皮、益母草、大棗、乾姜、甘草
（出典）　万病回春

10. 帝切後の頭痛

　これは帝王切開術後の頭痛に対するもので、腰部からの麻酔の種類によって少し効果が異なるような感じを持っています。麻酔は腰椎麻酔か硬膜外麻酔かが選択されることが一般で、これらの麻酔方法のあとで起こる頭痛に対する方剤には多少の傾向があるように思えます。

五苓散 （前述）

　五苓散証の頭痛は、どちらかと言えば水滞気味の人（ポッチャリ型）で、口渇・嘔気・心下痞などの訴えがあるものに用いられます。

　五苓散は、腰椎麻酔後の方が硬膜外麻酔後の方より有効な傾向があります。

　（脈候）　浮・数・緊
　（構成）　猪苓、茯苓、白朮、澤瀉、桂枝
　（出典）　傷寒論

第一項　妊娠と直接関係があると思われる症状

釣藤散 （前述）

　この頭痛は、どちらかと言えば癇癪持ちのタイプの人で、肩こり・耳鳴り・イライラなどの訴えと、頭痛の訴えがあっても体を動かしている間に忘れているようなものに用います。釣藤散は、硬膜外麻酔後の方が腰椎麻酔後の方より有効な傾向があります。また、脳動脈硬化症のような人に良いです。

　　（脈候）　弦・数
　　（構成）　釣藤鈎、陳皮、半夏、茯苓、生姜、甘草、
　　　　　　　人参、菊花、防風、麦門冬、石膏
　　（出典）　本事方

11. 手術後のケロイド予防

　元々ケロイドになりやすい人は、開腹術を受けることが決まったら早目に服用するのが良いでしょう。できれば一年以上前からが良いですが、半年前でも違ってきます。術後も服用すると良いです。

　ケロイドに対する方剤は駆瘀血剤である為に、妊娠中の

人には向きません。子宮筋腫などのような妊娠と関係がないものの開腹術には早くから服用してもらうと良いです。

桂枝茯苓丸 （前述）

　子宮筋腫の人でも腹式帝王切開術の人にでも使用します。駆瘀血剤です。

　子宮筋腫の場合は、過多月経や月経困難症があれば術前から服用してもらうのが良いでしょう（偽閉経療法をしていても）。症状の改善も見られる為、より良く感じます。

　帝王切開術の場合は、術後の子宮収縮を良くしたり悪露の排出を促進する意味もあり用いるのが良いでしょう。通導散との合方も良いです（便秘がある人は特に）。

　（脈候）　沈・緊〜弦
　（構成）　桂枝、茯苓、牡丹皮、桃仁、芍薬
　（出典）　金匱要略

通導散

　この方剤は、打撲や挫傷を治療する為にできたもののよ

46

第一項　妊娠と直接関係があると思われる症状

うです。便秘のある人の駆瘀血剤です。前述の桂枝茯苓丸と合方して用いるのが良いことが多いです。元々、打撲や挫傷で起こった内出血などの吸収を良くし、血行を良くし、吸収した瘀血を排出するように作られています。子宮筋腫など妊娠に関係なければ、桂枝茯苓丸同様、術前から早く服用する方が良いです。帝王切開術の場合は、術後の服用が良いでしょう。

　（脈候）　沈・渋〜弦
　（構成）　当帰、紅花、蘇木、枳殻、厚朴、陳皮、大黄、
　　　　　　芒硝、木通、甘草
　（出典）　万病回春

12.　悪露の異常

　胎児及び胎児付属物が娩出した後、子宮収縮不全または、卵膜や悪露が充分娩出されないものに用いられます。明らかに人工的に排出しなければならないものには、そちらを優先することです。

47

桂枝茯苓丸 （前述）

　分娩後、悪露が充分に排出されないものに用います。普段、便秘のない人や、また痔核の突出のあるものや下肢の静脈瘤の認められるものに、より効果的です。瘀血がある為に、のぼせやイライラ・疼痛などの訴えのあるものに用います。極端な虚証には注意がいります。

　　（脈候）　沈・緊〜弦
　　（構成）　桂枝、茯苓、牡丹皮、桃仁、芍薬
　　（出典）　金匱要略

桃核承気湯

　普段便秘気味の人で、桂枝茯苓丸証より症状が強いもので、卵膜や胎盤の一部が残っているようなものに用います。調胃承気湯に、桃仁・桂枝を加えたものとも言えます。便秘傾向の人が、瘀血やのぼせを訴えるようなものに用います。自律神経症状・精神症状・精神不安などを強く訴えるものに良いです。

48

第一項　妊娠と直接関係があると思われる症状

（脈候）　沈・実（力あり）
（構成）　桂枝、桃仁、芒硝、大黄、甘草
（出典）　傷寒論

芎帰調血飲 （前述）

　分娩後の、悪露の排出の悪いものに用います。前述のように、どちらかといえば虚証（気血両虚）タイプに用います。

（脈候）　沈・弱
（構成）　当帰、川芎、地黄、白朮、茯苓、陳皮、烏薬、
　　　　　香附子、牡丹皮、益母草、大棗、乾姜、甘草
（出典）　万病回春

13. 産褥熱

　原因が何であれ、分娩後24時間以降に高熱（38℃以上）が2日以上続く性器感染で、悪寒を伴う症状が発生するものがあります。悪臭の強い悪露が多く、悪露の培養によっては抗生剤での加療も必要です。

49

小柴胡湯合四物湯

　小柴胡湯は、産褥熱のみでなく、月経中の発熱に対しても効果があります。四物湯は、性器出血や月経異常に対しても用いることが多いです。この方剤は、特に弛張熱を示すもの（漢方でいう少陽病期）に有効です。丁度、瘧（おこり）のよう（発作のよう）に熱と寒を繰り返すものに良いです。当然、抗生剤は併用するわけですが、効果は驚くばかりです。

　（脈候）　弦・数　　緊・数
　（構成）　柴胡、黄芩、半夏、人参、生姜、大棗、甘草、
　　　　　　当帰、川芎、芍薬、地黄
　（出典）　傷寒論・和剤局方

14．産褥の乳腺炎

　産褥の初期（分娩後1〜2週間）は、殆どが鬱滞性の乳腺であり、この時期に適切に対処すれば改善は早いです。つまり、乳頭・乳房マッサージや授乳・搾乳を行い乳汁の鬱滞を除くことです。この時期を外し乳腺に化膿菌の感染

第一項　妊娠と直接関係があると思われる症状

をひき起こすと化膿性の乳腺炎となります。葛根湯や小柴
胡湯加桔梗石膏合葛根湯の辺りで治癒すると良いのです
が、化膿の状態が強くなれば、外科的治療になることもあ
ります。

葛根湯

　この方剤は、本当の初期が良く、乳房は張っているが乳
汁分泌が悪く、首の後ろが凝ったり、肩こりがあるような
ものに用いますが、鬱滞性の頃までです。また乳汁分泌不
全にも用います。基本的には、無汗で肩こり・首の後ろが
凝る等があるものに用います。辛温発表剤になります。

　（脈候）　浮・数・緊
　（構成）　葛根、麻黄、桂枝、芍薬、甘草、生姜、大棗
　（出典）　傷寒論

小柴胡湯加桔梗石膏合葛根湯

　この方剤は、化膿性の初期の時期に用いられます。炎症
が強ければ、更に桔梗石膏を加えます。症状は、乳房の発赤・

51

腫脹・疼痛と発熱・悪寒です（弛張熱）。漢方でいう乳癰です。よく効きます。

（脉候）　弦・数　　緊・数
（構成）　柴胡、黄芩、半夏、人参、生姜、大棗、甘草、
　　　　　桔梗、石膏、葛根、麻黄、桂枝、芍薬
（出典）　傷寒論・本朝経験方

　以上まで位で治れば良いのですが、更に悪化すると外科的加療が必要になってくることが多くなります。以下の方剤は状態を見ながら使用します。

十味敗毒湯合排膿散及湯

　この方剤は、化膿性でもその進行があまり進んでいない時期の、乳房の発赤・腫脹・疼痛と発熱・悪寒、頭痛、首の凝りなどを訴えているものに用います。排膿をしやすくする薬の為、排膿が進むと治りは早くなります。

（脈候）　浮・数・実
（構成）　十味敗毒湯：
　　　　　柴胡、川芎、茯苓、桔梗、撲ソウ、防風、

荊芥、独活、甘草、生姜

排膿散及湯：

桔梗、枳実、芍薬、甘草、生姜、大棗

（出典）　華岡青洲・東洞経験方

大黄牡丹皮湯合排膿散及湯

　この方剤は、炎症が限局し、硬結が軟化しだして膿瘍を形成するまで、つまり化膿期になります。熱は高熱で、口渇・発汗などがあります。

（脈候）　浮・数・緊

（構成）　大黄牡丹皮湯：

牡丹皮、桃仁、大黄、芒硝、冬瓜子

排膿散及湯：

桔梗、枳実、芍薬、甘草、生姜、大棗

（出典）　金匱要略

十全大補湯合排膿散及湯

この方剤は、膿瘍が形成された時期に用います。つまり、

炎症の拡大がなくなり、発熱もなくなり限局化している時期です。千金内托散（エキス剤なし）の代わりに用います。

　（脈候）　浮沈中間～沈・遅～数
　（構成）　十全大補湯：
　　　　　　人参、白朮、茯苓、甘草、地黄、当帰、川芎、
　　　　　　芍薬、桂枝、黄耆
　　　　　　排膿散及湯：
　　　　　　桔梗、枳実、芍薬、甘草、生姜、大棗
　（出典）　和剤局方・金匱要略

15.　産褥の精神障害

　昔、産褥（産褥期及び授乳期）における精神障害は、軽症から重症までを含め75％前後あると教わりました。軽症だから何もしなくて良いというのではなく、薬物が必要でないことが多いというだけで、心のケアは必要です。昔は核家族は少なかったので、何とか心のケアができていたようです。現在は、母親が孤立する状態が多く、経産婦だろうが初産婦だろうが、誰かに手助けをしてもらう必要があると思います。家人であれ、医師・助産師であれ常に話せる状態を作っておくことです（孤立をさせない）。保健

婦がもっと寄り添うべきと思っています。

障害にはマタニティーブルー・産褥鬱病・産褥精神病・産褥分裂症（今は統合失調症）等がありますが、マタニティーブルーの間に改善できるのが理想です。

漢方的には、気血の運行がスムースに行われない為に発生すると考えられています。血虚・瘀血・血熱・気虚・臓腑の虚などです。

帰脾湯

この方剤は、精神的ストレスにより消化器系の機能低下を発生したもの（逆に、消化器系の機能低下のある人が精神的失調になった時も）に対して用います。心血虚といわれる状態であり、全身の栄養状態の衰弱と脳の興奮性の失調が主となります。易疲労・元気がない・息切れ・食欲不振などと、めまい・頭のふらつき・動悸・健忘・眠りが浅い・多夢などの訴えが多い、冷えのある虚証向きです。

（脈候）　沈・細
（構成）　黄耆、人参、白朮、当帰、茯苓、酸棗仁、
　　　　　竜眼肉、遠志、木香、甘草、大棗、生姜
（出典）　済生方

加味帰脾湯 （前述）

　この方剤は、帰脾湯に柴胡・山梔子が加わったものです。帰脾湯の証に、イライラ・のぼせ・火照り・胸苦しい等の訴えが加わったものに用います。帰脾湯証と似ていて、冷えのある虚証向きです。

　　（脈候）　沈・細・数？
　　（構成）　黄耆、人参、白朮、当帰、茯苓、酸棗仁、
　　　　　　　竜眼肉、遠志、木香、甘草、大棗、生姜、
　　　　　　　柴胡、山梔子
　　（出典）　濟生方

芎帰調血飲 （前述）

　この方剤は、瘀血の状態（骨盤内鬱血状態など）に消化器系の障害や水分代謝の障害が加わったようなものに用います。『万病回春』では、芎帰調血飲の加減法で産後のあらゆる病に対するとしています。症状は、食欲不振・腹脹して痛む・軟便・浮腫などです。前述したように、血虚傾向があり気虚も見られるが、駆瘀血作用や理気作用・鎮痛

作用を目標にしています。

　（脈候）　細・軟または渋
　（構成）　当帰、川芎、地黄、白朮、茯苓、陳皮、烏薬、
　　　　　　香附子、牡丹皮、益母草、大棗、乾姜、甘草
　（出典）　万病回春

加味逍遥散

　この方剤は、自律神経の興奮が強く（内分泌系の失調？）、消化器系の機能低下のあるものに用います。症状は、イライラ・のぼせ・火照り・ホットフラッシュ・頭痛・上熱下寒・盗汗・便秘・家人にあたる等多彩です。自律神経失調症に精神神経症状が加わったようなもので訴えが非常に多く、自分が重病人であると訴えることも多いです。肝気鬱結の症状が多く、逍遥散に牡丹皮・山梔子が加わったものです。虚証〜虚実間証向きで、冷えのぼせ（上熱下寒）に用います。

　（脈候）　沈・緩〜弦
　（構成）　当帰、芍薬、白朮、茯苓、柴胡、牡丹皮、
　　　　　　山梔子、薄荷、甘草、生姜

（出典）　和剤局方

女神散

　この方剤は、のぼせ・めまいが主で、これに自律神経の興奮症状（イライラ・頭痛・肩こり・動悸・不眠など）と緊張症状（憂鬱感・胸苦しい・腹脹・腹痛・悪心など）を伴うものに用います。胃弱があり、気血の巡りが共に悪いような人の、のぼせ・めまいに対するものです。

（脈候）　沈・数
（構成）　当帰、川芎、白朮、香附子、人参、桂枝、
　　　　　黄芩、黄連、檳榔子、木香、丁香、甘草
（出典）　浅田家方

抑肝散

　この方剤は、消化器系の機能障害（ディスキネジー）を起こしたものが、一寸した刺激に対しても過敏になった状態に自律神経の失調を伴ったようなものに用います。小児に使用する機会は多いですが、母子同服とあります。症状・

訴えには、眼瞼痙攣・頬や四肢の痙攣・歯ぎしり・不眠・神経の亢ぶり（神経過敏・興奮しやすい等）・イライラ・胸のモヤモヤなどが見られます。基本的には、神経の高ぶりを鎮めるような鎮静・鎮痙作用や睡眠効果を目標に用います。虚証〜虚実間証向きです。

（脈候）　弦〜緊
（構成）　釣藤鈎、当帰、川芎、朮、茯苓、柴胡、甘草
（出典）　保嬰撮要

抑肝散加陳皮半夏

　この方剤は、抑肝散に陳皮・半夏が加わったものです。基本的には、抑肝散証の人が慢性化して、悪心・嘔吐・腹部膨満などの症状や、腹部大動脈の拍動が著明に触れる（慢性化で腹筋が無力になることが多い）などの症状が見られることが多いです。抑肝散証より更に神経症状が悪化し、その上に嘔気・嘔吐などを伴うことが多く見られます。抑肝散証よりも虚証になります。

（脈候）　沈・緊〜弦
（構成）　釣藤鈎、当帰、川芎、朮、茯苓、柴胡、甘草、

陳皮、半夏

（出典）　本朝経験方

桂枝加龍骨牡蠣湯

　この方剤は、精神不安や不眠・多夢・動悸・煩驚・苛立ち等の症状のあるものに用います。汗をかきやすい・フケが多い・抜け毛・のぼせ等を訴えることも多いです。高所・閉所恐怖症の人などにも用います。腎陰陽両虚・気血不足に。桂枝湯に龍骨・牡蠣が加わったものです。虚証向きです。

（脈候）　浮・弱
（構成）　桂枝、芍薬、甘草、生姜、大棗、龍骨、牡蠣
（出典）　金匱要略

柴胡加竜骨牡蠣湯

　この方剤も精神不安のあるものに用いられますが、脳の興奮が強かったり、自律神経の過緊張状態や消化器系の機能低下のあるものに用いられます。心肝火旺＋脾気虚の状態に用います。

イライラ・不眠・易驚性・多夢・のぼせ・動悸・易疲労・食欲不振などの症状を訴えることが多いです。桂枝加龍骨牡蠣湯証と同じ高所・閉所恐怖症を訴えることもあります。桂枝加龍骨牡蠣湯証よりは実証です。体格が良い割には見掛け倒し的な所もあります（意外に臆病）。

（脈候）　弦
（構成）　柴胡、黄芩、半夏、茯苓、桂枝、人参、生姜、大棗、龍骨、牡蠣
（出典）　傷寒論

三物黄芩湯

この方剤は、血熱に対して用いられている。特に、浅田宗伯先生は良く用いられていて、産褥に不摂生をして、感冒に罹って四肢が煩熱して苦しみ、頭痛がなく、口唇乾燥・手足煩熱の訴えのあるものに対して用います。熱証向きです。

（脈候）　浮沈中間・数・細
（構成）　地黄、黄芩、苦参
（出典）　金匱要略

四逆散

この方剤は、精神神経症状の訴えに対して用いられます。所謂心身症で、精神的ストレスの多い人に用います。また、自律神経支配下の中腔臓器の痙攣・逆蠕動を止めるのにも用いられます（逆流性食道炎・食道痙攣・幽門痙攣など）。イライラ・不眠・抑うつ・四肢の冷感・心下痞などの訴えがあります。大柴胡湯証よりは虚証です。

（脈候）　沈・緊　または弦・遅？
（構成）　柴胡、芍薬、枳実、甘草
（出典）　傷寒論

黄連解毒湯 （前述）

この方剤も血熱に対して用いられます。脳の興奮や自律神経の興奮を鎮める目的で用いられます。症状には、のぼせ・イライラ・顔面紅潮・目の充血・動悸・不眠などの訴えがあります。体の上部（特に頭）の充血を除き、鎮静作用を目標としています。熱証向きです。また、皮膚掻痒症にも用いられます。

第一項　妊娠と直接関係があると思われる症状

（脈候）　力あり
（構成）　黄連、黄芩、黄柏、山梔子
　　　　　黄連：心・胃・肝・胆の熱をさます
　　　　　黄芩：心・小腸・肺・大腸の熱をさます
　　　　　黄柏：腎・膀胱の熱をさます
　　　　　山梔子：心・肝・肺・腎の熱をさます
　　　　　とされている。
（出典）　外台秘要方

三黄瀉心湯 （前述）

　この方剤は、黄連解毒湯証に似ていて、便秘傾向がある人が、のぼせ・イライラ・顔面紅潮・不安・不眠・頭痛・耳鳴り・衄血・下血などを訴えることが多いです。これも体の上部の充血を除くことを目標としています。虚証には向いていません。

（脈候）　力あり
（構成）　黄連、黄芩、大黄
（出典）　金匱要略

63

桃核承気湯 (前述)

　この方剤は便秘傾向で瘀血のあるものに対するもので、瘀血以外に自律神経症状（頭痛・めまい・肩こり・耳鳴り・のぼせ・便秘・足冷えなど）や神経症状（不眠・興奮・健忘・狂人のようなど）・神経不安（ヒステリーなど）があるものに用います。調胃承気湯に桃仁・桂枝が加わったものとも言えます。

　　（脈候）　沈・実（力あり）
　　（構成）　桃仁、桂枝、大黄、芒硝、甘草
　　（出典）　傷寒論

16. 乳幼児の鼻閉

　乳幼児の呼吸は鼻呼吸の為、周囲の人間が常に用心をしておくべきです（感冒などに罹らないように）。つまり、病気をうつさないことです。また家の環境にも同様に注意がいります。

第一項　妊娠と直接関係があると思われる症状

麻黄湯

　使用する人の指をきれいにしてから、麻黄湯を指に押し当て、児の口腔壁へはりつけるだけで効果があります。また、葛や片栗に入れてぬるま湯で混ぜて口の中に入れても良いでしょう。「神効の如し」といった所でしょうか。

　（構成）　麻黄、杏仁、桂枝、甘草
　（出典）　傷寒論

第二項

妊娠中に併発して見られる症候

　妊娠中は、身体的にも精神的にも穏やかに行けることにこしたことはありません。基本的には、普段から養生が出来ていれば一番良いのですが、生活している以上、色々と病気が発生してきます。同じことの繰り返しになりますが、基本は普段からの養生が第一で、薬は二番目です。つまり妊娠中ということに限らず、普段から体を労ることで、良いリズムを作っておくことです。所謂、自律神経の安定が大切です。ここには、一般的に見られる病気をまとめています。

1．安胎

　妊娠から出産までに、何の異常もなく行けるのが理想です。これを補佐して行くようなものが安胎です。従って、絶対的に服用しなければならないわけではなく、服用して

感じが良ければ続けるのが良いわけです。

紫蘇和気飲 （前述）エキス剤になし

　当帰芍薬散合香蘇散で代用します。『衆方規矩』に、「凡そ胎前一切の諸病に宜しく加減して用ゆべし」とあります。胃腸虚弱・心配性の人には、殊更効果的です。

　　（脈候）　沈・数・弱
　　（構成）　紫蘇葉、当帰、川芎、芍薬、陳皮、大腹皮、
　　　　　　　香附子、甘草、葱白、生姜、大棗
　　（出典）　済世全書

当帰芍薬散 （前述）

　血虚と水滞が認められるような人、つまり虚証傾向で湿証と冷えがあるような人が、易疲労・肩こり・四肢の冷え・腹痛（突っ張った感じの）・むくみ（特に月経前に）などを訴える時に、早期から服用してもらうと良いです。

　　（脈候）　沈～浮沈中間・数・弱
　　（構成）　当帰、芍薬、川芎、白朮、茯苓、澤瀉

（出典）　金匱要略

２．妊娠中の感冒

　妊婦は一応虚証として加療しますが、ハッキリと証（つまり葛根湯証とか麻黄湯証）があれば、その方剤を用いることです。しかし、感冒の基本は予防です。普段から外出後の手洗い・うがいは勿論、インフルエンザの流行が考えられる時にはワクチンを接種すべきです。また、食事の取り方も大切です。普段から暴飲暴食は避けることです。特に甘い物や生ものには注意がいります（胃腸を攻撃する）。結局養生が第一となります。

　さて、感冒を漢方剤で治療しようと思うのであれば、解熱剤や鎮痛剤を併用すべきではないと思っています。漢方剤は、発熱の手助けをするもので、このことが理解出来ない人に漢方剤を出すのは避けた方が良いと思っています。私は、必ず解熱剤を出さない理由を説明しています。

　本当の感冒の引き始めには、なかなか来院してはくれません。診察時、基本的に注意が必要な症状と問診での事柄があります。症状は、寒気（悪風・悪寒）、熱感、汗（自汗・無汗）、咽痛、項背強（肩こり）、関節痛、頭痛、口渇などの有無です。問診での注意点は、胃腸虚弱、重症な高血圧、

狭心症などの既往についてです（麻黄剤が使えない）。感冒時の漢方剤の服用は二・三時間おきに経過を見ながら服用するように指導することで、汗が出て気持ちが良くなったり、症状が改善してスッキリするようなら後は休止させることです（これも最初に説明をしておくことです）。一服で改善することもしばしばあります。

　何といっても、太陽病期の間に治すのが一番です。

参蘇飲

　この方剤は、感冒様症状が出てからでなく、本当の初期、つまり発熱・悪寒は殆どなく、頭痛・咳・咽の異和感などがあり感冒？と思われる時に用いると非常に効果があります。また、感冒の終わり頃で、発熱・悪寒がなく、何となく治り切らないような時にも用います。元々、胃腸虚弱のある人には尚良いです。1〜2服で治ってしまうこともしばしばです。妊婦の感冒のファーストチョイスとして良い方剤です。虚証向きです。この方剤で治れば、後の方剤は不要になります。

　（脈候）　浮・数
　（構成）　紫蘇葉、前胡、葛根、半夏、桔梗、枳殻、

第二項　妊娠中に併発して見られる症候

　　　木香、陳皮、茯苓、人参、甘草、生姜、大棗
（出典）　和剤局方

桂枝湯

　この方剤は、参蘇飲の時より少し進行し、感冒様症状が
出てきた時、つまり悪風（風に当たると寒い・着込んでい
ればゾクゾクしない）・自汗（汗ばむ傾向）・頭痛・肩こり
などと発熱・鼻鳴などがあるものに用います。虚証向きです。

（脈候）　浮・数・緩
（構成）　桂枝、芍薬、甘草、生姜、大棗
（出典）　傷寒論

桂枝加葛根湯 （東洋薬行にあり）

　この方剤は、桂枝湯に葛根を加えたようなもので、自汗・
頭痛より項背強の訴えが多い・首の後ろの凝り・胃腸虚弱の
ものに用います。葛根湯を使いたいのだけれど、自汗・胃腸
虚弱のある人に使用できます。虚証から虚実中間証向きです。

71

（脈候）　浮・数・緩
（構成）　桂枝、葛根、芍薬、甘草、生姜、大棗
（出典）　傷寒論

葛根湯 （前述）

　この方剤の感冒様症状は、無汗・発熱・悪寒（厚着をしていても寒い）・肩こり・筋肉痛（首の後ろ）・頭痛・咳などが見られるものに用います。どちらかといえば、熱感が悪寒より強い傾向のものです。胃腸虚弱には注意がいります（麻黄剤）。虚実中間証から実証向きです。

（脈候）　浮・数・緊
（構成）　葛根、麻黄、桂枝、芍薬、甘草、生姜、大棗
（出典）　傷寒論

小青龍湯

　この方剤は、寒証の鼻炎・上気道炎に対するもので、寒冷刺戟によって発生するクシャミ・流れるような鼻水・鼻閉塞・咳・咽痛などに用います。元々水滞のある人で、冷

72

えを感じやすい人は、体を冷やす飲食物（菓子・甘い物・果物・ジュース・炭酸飲料水など）を摂り過ぎないことです。この方剤も麻黄剤です。寒証のアレルギー性鼻炎には、加工附子末を加えると良いです（但し少量より）。湿症で寒証向きです。

　（脈候）　浮・緊・数
　（構成）　麻黄、桂枝、芍薬、半夏、細辛、五味子、
　　　　　　甘草、乾姜
　（出典）　傷寒論・金匱要略

麻黄附子細辛湯

　この方剤も、寒証の鼻炎・上気道炎に用いられます。但し、鎮咳薬が入っていないので、強い咳の出るものには不向きです（小青龍湯の方が良い）。症状は小青龍湯証によく似ていて、クシャミ・鼻水・咽のチクチク・鼻や眼の痒み・寒冷の条件で症状が悪化する等です。この薬は、かならずしも少陰病期のみの使用とは限らないものです（これも麻黄剤）。また、寒証のアレルギー性鼻炎にもよく用いられます。寒証向きです。

（脈候）　沈または浮沈中間・数

（構成）　麻黄、細辛、附子

（出典）　傷寒論

桂麻各半湯 (桂枝麻黄各半湯) エキス剤なし

　この方剤は、桂枝湯と麻黄湯を１：１で合方し、生薬は
ほぼ２で割ったような方剤です。症状は、熱が強く（体全
体が）、寒が少なく（肩先や首の後ろのゾクゾク）、自汗（あっ
たりなかったり）、咽痛、咳などがあり、口渇のないもの
に用います。完全な熱証には向いていません。麻黄湯に芍
薬・生姜・大棗を加えたようなものか、桂枝湯に麻黄・杏
仁を加えたものとも言えます。また、寒冷蕁麻疹に用いる
こともあります。

（脈候）　浮・数

（構成）　麻黄、杏仁、甘草、桂枝、芍薬、生姜、大棗

（出典）　傷寒論

葛根湯加桔梗石膏　エキス剤なし

第二項　妊娠中に併発して見られる症候

　この方剤は、葛根湯に桔梗石膏を加えたものです。症状は、葛根湯証があり（無汗・頭痛・熱感・悪寒・咳・肩こり・筋肉痛など）、口腔内や咽に非化膿性炎症または化膿性炎症が強く出現している状態（水も飲めないような）に用いられます。扁桃炎・結膜炎・耳下腺炎などにも用いられます。（エキス剤の桔梗石膏はコタローにあり）

　（脈候）　浮・数・緊〜緩
　（構成）　桂枝、麻黄、葛根、芍薬、甘草、生姜、大棗、
　　　　　　桔梗、石膏
　（出典）　傷寒論・本朝経験方

麻黄湯 （前述）

　この方剤は、強力な発汗作用を持っています（芍薬が入っていない）。症状には、無汗で、頭痛・発熱（高熱・冷たいものを当てると気持ちが良いという）・悪寒・身体痛（腰痛や関節痛）・咽痛・咳などはあるが、口渇はあったりなかったりです。顔は火事場の金時（真っ赤）です。インフルエンザの症状に似ています。

　（脈候）　浮・数・緊

（構成）　麻黄、杏仁、桂枝、甘草
（出典）　傷寒論

　以上感冒に関する方剤をまとめました。これが全てではありません。他には、香蘇散、桂枝二麻黄一湯、桂枝二越婢一湯、大青龍湯、麻杏甘石湯、越婢加朮湯などもありますが、あまり手を広げすぎず、一つずつ使いこなしていくのが良いと思います。初めにも述べましたが、この本は非常に簡潔にまとめてありますので、再度研鑽をしてもらいたいです。自分自身が感冒に罹った際に試してもらえれば一番良いかも知れません。

３．妊娠後期の咳

　妊娠中を通して病的原因がないのに、咳嗽が続く時があります。特に妊娠後期に多く見られることが多く、漢方では子嗽といわれるものです。

麦門冬湯

　この方剤は乾咳といわれていて、気道粘膜が乾燥するこ

とで起こる炎症の為に出現する咳で、咳が出だすと止まらなくなり、顔が真っ赤になるまで咳き込む状態が多く（大逆上気）、最後にはオエーということが殆どです。症状としては、咽のイガイガ・口渇・嗄声・咽喉の乾燥・大逆上気・こみ上げるような咳などで、体が温まる（入浴後・炬燵に入る・布団に入る等）ことで発生しやすくなります。熱証・燥証が強いもの（水をガブガブ飲むような）には向いていません。

（脈候）　沈・緩・数
（構成）　麦門冬、半夏、人参、粳米、甘草、大棗
（出典）　金匱要略

4．妊娠中の急性腸炎

　一般に急性腸炎は、急性に起こった腹痛・下痢を主症状とするものをいい、小腸性と大腸性があります。漢方的には、泄瀉（主に小腸性）と痢疾（主に大腸性）です。泄瀉は、主に水様性の下痢と腹痛を、痢疾（湿熱の痢）は、粘液または粘液血便を伴う裏急後重（しぶり腹）の症状を示す下痢をいいます。病気としては、泄瀉から始まり痢疾へと進んでいくのが一般的です。

妊娠中にはお腹を冷やさないことであり（冷房なども）、中でも飲食物には注意が必要です。冷たい飲食物を摂るのではなく、火の通った物を食べるように心がけるべきです。たとえ大好物でも当たることがある為、生ものは出来るだけ避けるべきです。細菌性下痢が考えられるものには抗菌剤や抗生物質を併用することです。

胃苓湯

　この方剤は平胃散合五苓散で、消化不良・食中毒などで起こった泄瀉のファーストチョイス的に用いられる程のものです。症状には、水様または泥状便・腹痛・嘔気・食欲不振・脱水様症状（尿不利）などがあります。腹痛が強ければ、芍薬を加えると良いでしょう（エキス剤では芍薬甘草湯を加えます）。

　　（脈候）　浮・緩・数
　　（構成）　蒼朮、厚朴、陳皮、甘草、生姜、大棗、白朮、
　　　　　　　茯苓、猪苓、澤瀉、桂枝
　　（出典）　万病回春

第二項　妊娠中に併発して見られる症候

桂枝加芍薬湯 （前述）

　この方剤は基本的には、お腹が冷えて裏急後重するもの
に用います。お腹を温め、腹痛を和らげることを目標とし
ています（痙攣性疼痛）。また、胃苓湯と合方しても良い
です。泄瀉にも痢疾にも用いられます。痢疾の時は、微熱
を伴う裏急後重（軽症）のあるものに用いられます。炎症
症状が強いものには三黄瀉心湯を合方すると良いでしょ
う。

　　（脈候）　緊〜弦・数
　　（構成）　桂枝、芍薬、甘草、生姜、大棗
　　（出典）　傷寒論

人参湯 （前述）

　この方剤も基本的には、お腹が冷えて痛み、下痢（軟便・
泥状便）・嘔気・嘔吐などのあるものに用います。小便は
自利（よく出る）です。

　　（脈候）　沈・弱・数

（構成）　人参、乾姜、白朮、甘草
（出典）　傷寒論

真武湯 （前述）

　この方剤も冷えて腹痛・下痢（水様性）のあるものに用いられますが、冷えは四肢の冷えやお腹の冷えで、小便不利（尿量減少）が多く、浮腫も認められることがあります。

（脈候）　沈・弱・数
（構成）　茯苓、白朮、附子、生姜、芍薬
（出典）　傷寒論

葛根湯 （前述）

　この方剤は、痢疾の初期のものに用いられます。発熱・悪寒があり腹痛・下痢があるものに用います（芍薬・甘草が腹痛・裏急後重を治すとされています）。

（脈候）　浮・数・緩～緊
（構成）　麻黄、葛根、桂枝、芍薬、甘草、生姜、大棗

第二項　妊娠中に併発して見られる症候

（出典）　傷寒論

5．妊娠中の便秘

　急性腸炎の時と似ていて、普段からの養生が大切です。妊娠中は、普段便通が良かった人でも便秘傾向になってきます。食物の摂り方は勿論、体を動かすことも大切です。子宮が大きくなるにつれて、腸の動きが制限されやすいので余計に大切です。甘い物は極力少なくし、自律神経の過緊張を起こさないように心がけることです。漢方剤を使用する上で注意が必要なことは、大黄の入った方剤で流・早産の注意が言われていますので、患者さんに説明をした上で使用すべきです。たとえ下痢になっても、便が出た後がスッキリしていれば使用可能ですが、しぶり腹や腹痛などが続くような方剤は中止するべきです。大黄の入った便秘薬（入っていないものもある）を訴えに合わせて使用することになる訳ですが、最初は眠前に一服を服用してもらって翌朝の効果を見るのが良いでしょう。それで大体傾向が解ります。

　妊娠中の便秘は、機能性便秘の中でも大腸の運動低下や緊張低下による弛緩性便秘が多く見られます（分娩後にも出現します）。特に、食物繊維類の摂取が大切になります。

麻子仁丸

　この方剤は、虚証の弛緩性便秘に用いられますが、基本的には腸内乾燥型といって体液の欠乏や水分の少ないような人に用います（大黄が入っています）。兎糞のような便秘に良いです。便の出が今一つの時には、補中益気湯を合方すると良いでしょう（特に分娩後などに）。

　（脈候）　沈・弱
　（構成）　麻子仁、杏仁、大黄、枳実、厚朴、芍薬
　（出典）　傷寒論・金匱要略

潤腸湯

　この方剤は、麻子仁丸証より更に乾燥傾向が強い（皮膚枯燥・カサカサ）ものに用います（大黄が入っています）。これも兎糞のようなものに良いです。

　（脈候）　沈・細・数
　（構成）　地黄、当帰、黄芩、枳殻、杏仁、厚朴、大黄、
　　　　　　桃仁、麻子仁、甘草

第二項　妊娠中に併発して見られる症候

（出典）　万病回春

大黄甘草湯

　この方剤は、大黄と甘草の二味で構成されている方剤であり、時に作用の反応が素早いことがあるため注意がいります。しぶり腹にならずに、排便後スッキリしていれば使えます。常習性の便秘で嘔気や嘔吐があるもの（なくても可）に用いると良いです。硬い便が出た後に軟らかい便が出るようなものに良いことが多いです。

　（脈候）　沈・緊・数
　（構成）　大黄、甘草
　（出典）　金匱要略

補中益気湯 （前述）

　この方剤は、弛緩性便秘に単独でもよいですが、麻子仁丸やセンナシド等を加えて用いると良いでしょう。元々、アトニー体質や気虚のある人に用いるのが良いです（大黄は入っていない）。食物繊維をシッカリ摂取させることも

大切です。分娩後にはより有効です。

（脈候）　浮・弱・数
（構成）　黄耆、人参、白朮、甘草、当帰、陳皮、柴胡、
　　　　　升麻、大棗、生姜
（出典）　脾胃論

6．妊娠中の痔疾患

　基本は便通の改善であり、外科的治療が必要な場合は緊急性がない限り分娩後が良いです。妊娠中には便秘になりやすい為に、便秘の対策が必要です。食物線維類を摂取しても起こりやすいので、飲食物には注意がいります。中でも甘い物には特に注意がいります。また、便秘の処方には大黄の入った処方が多いので注意することです。

乙字湯

　この方剤は、キレ痔・イボ痔といわれるものから脱肛（肛門支持組織の弛緩型と痙攣型の混じったような）にまで用いられます。つまり、肛門括約筋は緊張しているのに、肛

第二項　妊娠中に併発して見られる症候

門支持組織（肛門挙筋・直腸縦走筋）は弛緩しているといったものに用いられます。妊娠中にも分娩後にも用いられます（大黄が入っています）。弛緩が強いものには補中益気湯を合方すると良いです。また、肛門周囲の掻痒症にも用いられます。黄芩が入っているので注意がいります。

（脈候）　弦・数
（構成）　柴胡、升麻、黄芩、甘草、当帰、大黄
（出典）　勿誤薬室方函口訣

補中益気湯 （前述）

この方剤は、肛門括約筋の弛緩によって起こる痔や脱肛に用いられます。アトニー体質の人に用いられる為、子宮収縮不全や子宮脱などのある人の筋肉に力をつける為に用いられます（中気下陥のある人に）。従って、筋肉が無力でない元気な人には効果はあまりありません。

（脈候）　浮・弱・数
（構成）　黄耆、人参、白朮、甘草、当帰、陳皮、柴胡、
　　　　　升麻、大棗、生姜
（出典）　脾胃論

85

桂枝茯苓丸 (前述)

　この方剤は、妊娠中よりは分娩後に用いることが多いです。下肢の静脈瘤の見られる人や悪露の排出の悪い人には特に分娩後直ぐから用いると良いです。急性の痔痛よりも亜急性以降に良く効きます。便通は良くならないことが多いので乙字湯との合方も良いです。普段から肩こり・腰痛があり中等度の体力のある人で、瘀血の症状がある人に用いると尚良いでしょう。

　（脈候）　沈・緊
　（構成）　桂枝、茯苓、牡丹皮、桃仁、芍薬
　（出典）　金匱要略

麻杏甘石湯

　この方剤は、分娩後に発生した腫脹・疼痛の強い痔核（血栓性静脈炎による）、特に嵌頓しているようなものに用いられます。非常に良く効きます。要は、できたばかりの強烈に痛い痔に用います。麻黄・石膏が炎症性の浮腫を除く為とされています。（保険適応はありません）

（脈候）　浮・数・緊
（構成）　麻黄・杏仁・甘草・石膏
（出典）　傷寒論

芍薬甘草湯 （前述）

　この方剤は、肛門括約筋の緊張が強く、痔の脱出や脱肛に対して括約筋の緊張を緩める為に用います。

（脈候）　緊〜弦・数
（構成）　芍薬、甘草
（出典）　傷寒論

当帰建中湯

　この方剤は、芍薬甘草湯を使いたいような人で、冷え性（四肢・腹・腰など）のある人に用いると良いです。月経困難症にも用いられます（疼痛が強くて動くことが出来ないようなものに）。虚弱な人に向いています。

（脈候）　沈・弱
（構成）　当帰、芍薬、甘草、桂枝、生姜、大棗
（出典）　金匱要略

7．妊娠中の排尿障害

　ここでは、単純な膀胱炎についてまとめています。注意がいるものには切迫早産（頻尿）や妊娠高血圧症候群（尿量減少、浮腫）などで、鑑別をしておかなければいけません。
　性行為のある間は、どうしても膀胱炎は避けにくいです。排尿を辛抱するようなことをしないで、尿意があれば行くことです。また、両便後の処理は前から後ろに拭くように習慣づけておくことです。一般的には、大腸菌による膀胱炎が多いからです。慢性化させないことです。いずれにせよ、水分摂取はいつもより少し多めに取るように指導した方が良いです。

清心蓮子飲

　この方剤は、頻尿・排尿痛・残尿感などに用いられます。特に、神経性膀胱炎のようなものに良く効きます。元々、

第二項　妊娠中に併発して見られる症候

この方剤は、心火旺といってイライラ・不眠・動悸などと、膀胱アトニー（腎陰虚）といわれるものが重なっているものの処方です。症状には、易疲労・胃弱・排尿痛・頻尿・残尿感・イライラ・不眠・口渇・動悸などがあり（全てがあるわけではないが）、尿検査には特徴的な所見がないことも多く見られます。黄芩には注意がいります。

（脈候）　沈・弱・数
（構成）　蓮肉、麦門冬、茯苓、人参、車前子、黄芩、
　　　　　黄耆、地骨皮、甘草
（出典）　和剤局方

五淋散

この方剤は、炎症症状はあるが軽いものに用いられます（清心蓮子飲より症状は重い）。漢方でいう熱淋に用いられます。症状には、頻尿・排尿痛・残尿感・尿不利・血尿などがあります。黄芩が入っています。

（脈候）　沈・数
（構成）　山梔子、黄芩、茯苓、当帰、芍薬、澤瀉、
　　　　　地黄、甘草、車前子、滑石、木通

89

（出典）　和剤局方

猪苓湯

　この方剤も炎症症状は軽い方のもので、血尿・尿不利（尿の色は濃い）・頻尿・排尿痛・残尿感などのあるものに用いられます。血尿が強いと四物湯（胃弱には注意）を合方すると良いです。また尿路結石症にも用いられます。猪苓湯を服用する時には、水分を多めに摂取してもらうことで、尿量の増加を目指しておくことです。

　（脈候）　浮・数
　（構成）　猪苓、茯苓、澤瀉、滑石、阿膠
　（出典）　傷寒論・金匱要略

８．妊娠中の尿路結石症

　この病気も生活習慣病の一つで、食事の摂り方が問題となります。結石の成分が、現在は昔のものとは異なってきて、カルシウムの取り過ぎ（サプリメント等で）にホウレン草などのエグ味の強いものを一緒に摂取してできた結石

第二項　妊娠中に併発して見られる症候

が多くなっています。勿論以前の成分の結石もあります。妊娠中のみならず、偏食は良くないということです。

猪苓湯合芍薬甘草湯 （前述）

　この方剤は、疝痛発作の強い時に使用されるもので、嘔気・嘔吐・血尿などを伴うようなものに用います。これでも疼痛が軽減しなければ、芍薬甘草湯に変えて大建中湯を合方すると良いです。かなり効果的です。血尿が強いものには、四物湯を合方すると良いでしょう。

　（脈候）　浮・数・緊
　（構成）　猪苓、茯苓、澤瀉、滑石、阿膠、芍薬、甘草
　（出典）　傷寒論・金匱要略

大建中湯

　（構成）　乾姜、人参、蜀椒、膠飴
　（出典）　金匱要略

91

五苓散合大建中湯 （前述）

　この方剤は、疝痛発作などの症状のある人で、寒証タイプの人に用いられるといいます（参照：山本巌の臨床漢方）。小生は、使用経験がありません。

　（脈候）　浮・数・緩？
　（構成）　茯苓、白朮、猪苓、澤瀉、桂枝、乾姜、人参、
　　　　　　蜀椒、膠飴
　（出典）　傷寒論・金匱要略

9．妊娠中の頭痛

　これは妊娠以前からある人と、妊娠中に出現したものとがあります。妊娠中の頭痛は、どちらかといえばストレスがらみが多く見られます（筋緊張型といわれるもの）。頭痛に対して駆瘀血剤を使用する時は、ハッキリした証が認められない限りは使用しない方が良いです。

第二項　妊娠中に併発して見られる症候

川芎茶調散

　この方剤は、所謂筋緊張型といわれる頭痛があり、肩こり・首の後ろの凝り・目の疲れ・感冒を引きやすい等の訴えが一緒にあるようなものに用いられます。妊婦さんには比較的有効例が多いです。方剤中の生薬が、温性のものが多いので、熱っぽい人には向きません。

　（脈候）　浮・緊・滑？
　（構成）　薄荷、川芎、荊芥、羌活、防風、白芷、
　　　　　　香附子、甘草、茶葉
　（出典）　和剤局方

葛根湯　(前述)

　この方剤も、筋緊張型の頭痛に用いられます。肩こり・項背強などの訴えがあれば尚良いです。一般に無汗のものが多いです（麻黄剤です）。

　（脈候）　浮・数・緊
　（構成）　葛根、麻黄、桂枝、芍薬、甘草、生姜、大棗

93

（出典）　傷寒論・金匱要略

呉茱萸湯 （前述）

　この方剤は、偏頭痛に用いられることが多く、またこの頭痛は繰り返し起こってくることが多いです。元々、胃腸虚弱のある人で、胃を冷やしたりストレス等で誘発されて起こることが多いので飲食物、特に甘い物の過剰摂取を控えることです。また頭痛の起こる前兆に、嘔気・嘔吐などがある場合があります。項背強の訴えは多く見られます（本人が訴えないこともあるので聞くことです）。

　（脈候）　緊～弦・数
　（構成）　呉茱萸、人参、生姜、大棗
　（出典）　傷寒論

釣藤散 （前述）

　この方剤は、癇癪持ちタイプの人の頭痛で、朝起きた時にあった頭痛が体を動かしている間に忘れているようなものに用います。症状・訴えには、頭痛・肩こり・耳鳴り・

第二項　妊娠中に併発して見られる症候

めまい・イライラ・不眠などが多く見られます。脳動脈硬
化症のような人に用いることも多いです。

　　（脈候）　数・弦
　　（構成）　釣藤鉤、陳皮、半夏、茯苓、生姜、甘草、
　　　　　　　人参、菊花、防風、麦門冬、石膏
　　（出典）　本事方

桂 枝 湯 （前述）

　この方剤は、主に脳血管の収縮によって起こる頭痛に用
います。症状に、肩こり・首の後ろの凝り・自汗（汗ばむ
傾向）などがあれば尚効果的です。

　　（脈候）　浮・数・弱〜緩
　　（構成）　桂枝、芍薬、甘草、生姜、大棗
　　（出典）　傷寒論・金匱要略

10.　妊娠中の歯痛

　基本的には、歯科医を受診し正しく診断を受けるべきで

す。これも妊娠前から手入れをしておくべきで、妊娠して
からドタバタするべきではありません。しかし、発生すれ
ばしかたがないですが、意外に漢方剤は効果があります。

立 効 散

　この方剤は、急性の歯痛・歯齦痛に用います。所謂、急
性歯周炎や歯槽膿漏や抜歯後の痛みに対して用いられま
す。速効性があります。しかし、歯科医受診はしてもらう
ことです。

　（脈候）　数・緊
　（構成）　細辛、升麻、防風、竜胆、甘草
　（出典）　衆方規矩

11.　妊娠中のこむら返り

　妊娠の中期以降になると、急に下肢のこむら返りが起こ
ることがあります。日中にも起こりますが、特に夜間から
朝方に起こることが多いです。

第二項　妊娠中に併発して見られる症候

芍薬甘草湯 （前述）

　この方剤は、平滑筋及び骨格筋の痙攣性疼痛に用いられます。頓服的な服用もありますが、就寝前に服用すると、次第に夜間の発作は起こらなくなってきます。作用の効果には速効性があるので、服用して効果を感じないとダラダラ服用させないことです。また、浮腫を感じたり・むくんできたら直ぐに中止するように指導をしておくべきです。

　（脈候）　緊〜弦・数
　（構成）　芍薬、甘草
　（出典）　傷寒論

防已黄耆湯 （前述）

　この方剤は、風湿の治療を目標に作られています。水太りで汗かきで下肢にむくみがあり、筋肉の痙攣やピクつき・痺れ・こむら返り等が見られるものに有効的です。これらの人は飲食物の摂取方法に注意がいります。

　（脈候）　浮・数

97

（構成）　防已、黄耆、白朮、生姜、大棗、甘草
（出典）　金匱要略

12.　妊娠中及び分娩後の子宮下垂・子宮脱

　出産後に子宮及び子宮膣部が下降して、膣内から膣入口より外に出てくるものがあります。原因はともあれ、子宮支持組織の弛緩によって起こってくるものです。手術的処置が必要なものはそちらをするべきです。

　子宮・子宮膣部が膣内に留まっているものを子宮下垂、膣入口より外に出ているものを子宮脱といっています。腹圧がかかると猶更出てきます。妊娠中にはそれ程見られることはありません。

補中益気湯　（前述）

　この方剤は、アトニー体質の人に用いて、筋肉のトーヌスを正常にすることを目標に使用されます。早期から服用する方が良いです。特に、既往があれば妊娠中期以降には服用するのが良いでしょう。しかし、なかなか元に戻るのが困難なものも多いです。黄耆・柴胡・升麻に升提作用（ア

第二項　妊娠中に併発して見られる症候

トニー状態を改善する作用）があるとされています。

　（脈候）　沈・弱
　（構成）　黄耆、人参、白朮、甘草、当帰、陳皮、柴胡、
　　　　　　升麻、大棗、生姜
　（出典）　脾胃論

　以上、非常に簡単ではありますがまとめてみました。お
気づきの方が多いと思いますが、同じ方剤が何度も出てき
ております。漢方剤は、一つの方剤が色々な症状のものに
応用が利くということです。例えば、当帰芍薬散などは安
胎から腹痛、貧血様症状、浮腫、切迫流産・早産など妊娠
中の色々な症状に対して用いられています。特にこの当帰
芍薬散に限って言えば、服用して感じが悪くなければ、妊
娠中を通じて服用する方が良い結果が出ます。

99

あとがき

　産・婦人科医になって五十年、漢方エキス剤と出会って四十年以上となりました。月日の過ぎることの早いことよ。紆余曲折しながら今に至っています。

　現在、沖永良部島という島で働いています。島に来て六年目に入りました。臨床現場で漢方剤を使っていてフッと思ったことが、誰にも今の治療を伝えていないということです。そこで少しまとめたくなりました。どれ程皆さんのお役に立てるのかは不明ですが、小生は使ってきて良かったことの方が多いと思っています。そこでポケットサイズにまとめてみようと思いました。

　ただ、この本はポケットサイズにしたため非常に簡潔にまとめてありますので、この後に記載する本は是非読んでほしいものです。その読み方は、あれこれを乱読するのではなく、一冊を一応消化してもらいたいです。昔、大塚敬節先生の本を読んだ時、「一つの本が擦り切れる程読んだ」と書いておられました。つまり同じ本が二冊以上必要となります。そこまでとは言いませんが、近くまでは読んでみると良いと思っています。

　今迄に色々な先生方や製薬会社の人達にお世話になりっ

ぱなしで、何の恩返しも出来ていないままです。ここで改めて皆様に感謝を述べたいと思います。今あるのは皆様方のお陰です、どうも有難う御座いました。

　　　　　　　令和元年六月吉日　著者記す

是非、購読してほしい本 （アイウエオ順）

　出来るだけ少なくしました。何れの本も比較的購入しやすいものです。

〔現代の書〕
「漢方診療のレッスン」　花輪壽彦（金原出版）
「症例から学ぶ和漢診療学」　寺沢捷年（医学書院）
「東医雑録」　山本巌（燎原）
「山本巌の臨床漢方」　坂東正造・福冨稔明
　　　　　　　　　　　（メディカルユーコン）

〔薬理〕
「漢方処方の構成と適用」　森雄材（医歯薬出版）
「漢法フロンティア」　田畑隆一郎（源草社）

〔古典〕
「金匱要略講話」　大塚敬節（創元社）
「傷寒論演習」　藤平健・中村謙介（緑書房）
「勿誤薬室方函口訣釈義」　長谷川弥人（創元社）

103

[著者プロフィール]

重軒 正宏（しげのき・まさひろ）

1945年1月1日　佐賀県鹿島市生まれ、高知県育ち。
1969年4月　関西医科大学　産・婦人科教室入局。
1973年4月　学位授与される。
1977年頃に漢方と出会う。
2019年現在、沖永良部島で勤務中（沖永良部徳洲会病院）。

産科医必携
妊娠中に使える漢方エキス剤

2019 年 10 月 15 日　第 1 刷発行

著　者　重軒 正宏
発行者　谷口 直良
発行所　㈱たにぐち書店
　　　　〒 171-0014　東京都豊島区池袋 2 － 68 － 10
　　　　TEL. 03 － 3980 － 5536　FAX. 03 － 3590 － 3630
　　　　たにぐち書店 .com

落丁・乱丁本はお取替えいたします。